偏瘫患者的家庭康复

中国残疾人康复协会◎编

周维金　张金声　李和兴　况崇东　刘喆◎编著

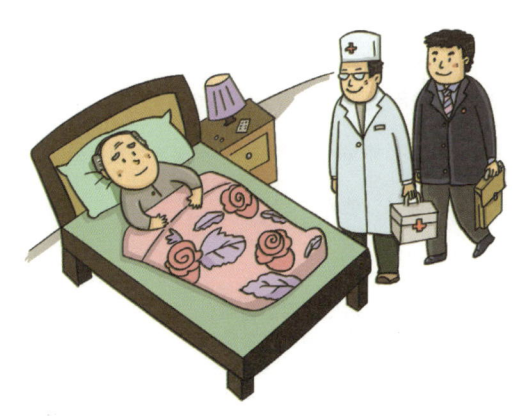

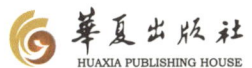

图书在版编目（CIP）数据

偏瘫患者的家庭康复 / 周维金等编著 . -- 北京：华夏出版社,2017.1（2018.10 重印）

（社区康复知识读本系列丛书）

ISBN 978-7-5080-8968-3

Ⅰ.①偏… Ⅱ.①周… Ⅲ.①偏瘫–康复训练 Ⅳ.① R742.309

中国版本图书馆 CIP 数据核字 (2016) 第 233605 号

偏瘫患者的家庭康复

编　　著	周维金　张金声　李和兴　况崇东　刘　喆
责任编辑	黄　欣　张　平
装帧设计	殷丽云　汪佳卉

出版发行	华夏出版社
经　　销	新华书店
印　　刷	北京华宇信诺印刷有限公司
装　　订	北京华宇信诺印刷有限公司
版　　次	2017 年 1 月北京第 1 版 2018 年 10 月北京第 3 次印刷
开　　本	880×1230　1/32 开
印　　张	2
字　　数	32 千字
定　　价	11.00 元

华夏出版社　地址：北京市东直门外香河园北里 4 号（100028）
　　　　　　网址：www.hxph.com.cn　电话：(010) 64618981
若发现本版图书有印装质量问题，请与我社营销中心联系调换。

编委会名单

主　编：许晓鸣

副主编：赵悌尊

编　委（按拼音排序）：

鲍秀兰　　戴东　　杜乐梅（意大利）

贾美香　　刘建宇　　孟申　　孙丽佳

孙喜斌　　许家成　　许晓鸣　　许弦歌

张苗苗　　赵悌尊　　郑红云　　周维金

朱志荣

编　务：冯彦侠　　翟冀　　吕鸿刚

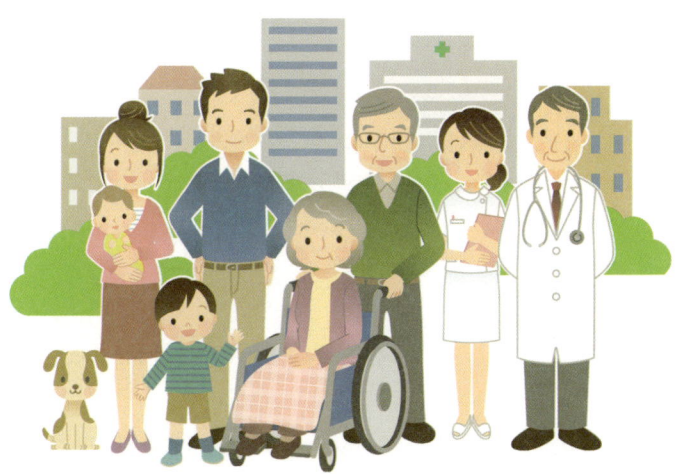

引 言

脑卒中，又称中风，是导致偏瘫的常见疾病，因此，一提起偏瘫，往往就是指脑卒中。脑卒中具有"三高"的特点，即发病率高、病死率高、致残率高。据统计，我国脑卒中的发病率高达180/10万，也就是说，每年每10万人口中就会有180人发生脑卒中。如果以北京市常住人口2000万计算，一年就可能有36000例新发脑卒中患者；全国每年新发脑卒中病例就会达200万左右。患了脑卒中，很容易致死，脑卒中的死亡率约为120/10万，依此推算，北京市每年死于脑卒中的患者将会超过2万例，全国约有150万例。全国脑卒中的患病人数为500万~600万，在脑卒中生存者中，病残率高达70%~80%。

针对"三高"，必须采取"三早"策略，即早预防、早治疗、早康复，才能降低脑卒中的发病率、病死率及致残率。然而，大多数患者及其亲属对脑卒中的康复和预防缺乏必要的重视。通常情况下，脑卒中患者急性期多送医院治疗。一旦病情稳定,一部分患者会转入康复医院或综合医院康复科进行康复治疗,大多数患者则会回到家中,由家人照料其生活起居。因脑卒中导致偏瘫后,不但会使患者的生活自理能力、语言思维能力、社会活动能力、学习和劳动能力受到很大影响,而且客观上会给家庭带来许多负担和困难。

　　本书向您介绍哪些原因容易引起偏瘫,偏瘫后会造成哪些功能障碍,偏瘫康复的意义是什么,也介绍在家庭中如何进行康复训练等方面的知识与方法。

　　真诚希望这本书能有助于增强偏瘫患者及家人的康复信心,学会常用的康复训练方法,坚持训练,不断提高患者的生活自理能力以及生活质量。

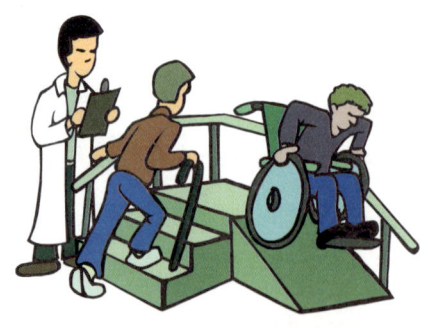

目录

一、什么是偏瘫

1. 什么是偏瘫？哪些原因容易引起偏瘫？⋯3
2. 偏瘫患者有哪些常见的功能障碍？⋯3
3. 偏瘫患者康复的意义是什么？⋯4
4. 偏瘫患者的早期康复内容有哪些？⋯5
5. 对偏瘫的康复有哪些常见的错误认识？⋯6

二、偏瘫患者的居家康复

1. 偏瘫患者居家康复有何意义？⋯9
2. 哪些偏瘫患者适合居家康复？⋯9
3. 偏瘫患者居家康复的时间怎么掌握？⋯10
4. 为护理偏瘫患者，家庭成员应具备哪些基本知识和技能？⋯10
5. 如何识别再次发生脑卒中和正确转诊？⋯12

三、偏瘫患者常用的居家康复训练

1. 偏瘫患者的康复目标是什么？⋯17

2. 偏瘫患者卧床时，应怎样取正确卧姿？…17
3. 偏瘫患者卧床期可以开展哪些运动训练？…19
4. 如何帮助偏瘫患者在床上翻身？…21
5. 如何帮助偏瘫患者实现床到轮椅之间的转移？…22
6. 如何训练偏瘫患者取正确坐位？…24
7. 偏瘫患者如何进行坐位平衡训练？…26
8. 偏瘫患者如何从坐位站起来？…27
9. 日常生活能力包括哪些内容？…28
10. 进行哪些训练可以提高偏瘫患者的日常生活能力？…29
11. 如何训练偏瘫患者穿脱衣、裤、鞋？…30
12. 如何训练偏瘫患者进食？…33
13. 如何训练偏瘫患者喝水？…33
14. 如何帮助偏瘫患者进行梳洗训练？…34
15. 如何帮助偏瘫患者如厕？…34
16. 如何帮助偏瘫患者从事家务活动？…35
17. 偏瘫患者如何进行站立位平衡及重心转移训练？…35
18. 如何训练偏瘫患者控制偏瘫下肢？…37
19. 如何训练偏瘫患者行走？…38

20. 如何训练偏瘫患者上下楼梯？…41

21. 如何训练偏瘫患者上肢及手的功能？…42

四、家庭环境的改造与布置

1. 怎样布置床铺？…47

2. 怎样放置家庭常用物品？…48

3. 怎样才能达到家庭环境无障碍？…48

五、辅助器具的配制与使用训练

1. 有哪些常用的进食自助器？…51

2. 有哪些常用的梳洗自助器？…51

3. 有哪些常用的更衣自助器？…52

4. 有哪些常用的家务活动自助器？…52

5. 有哪些常用的行走辅助器具？…53

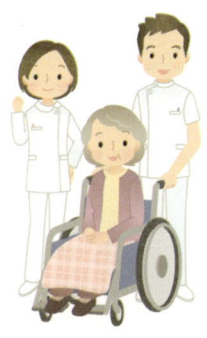

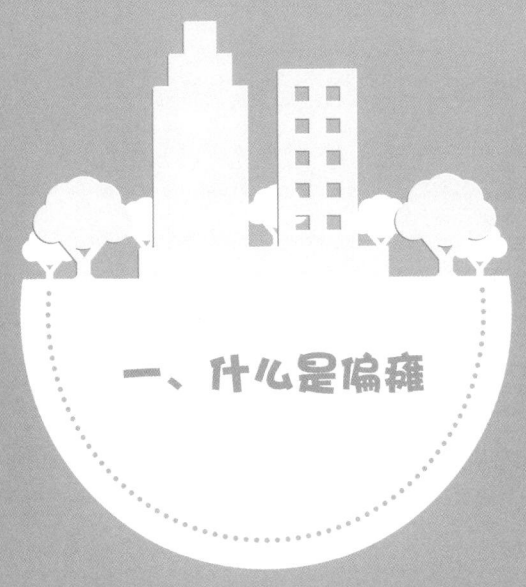

一、什么是偏瘫

1. 什么是偏瘫？哪些原因容易引起偏瘫？

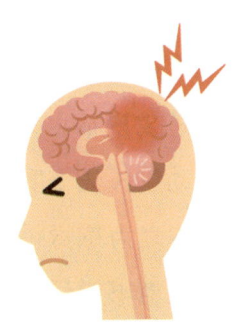

偏瘫亦称半身不遂，大多数患者是由脑梗死（俗称脑血栓）、脑出血、脑外伤、蛛网膜下腔出血等疾病所引起的，表现为半边身体瘫痪，还可能出现口眼歪斜、说话不清楚或不能说话、失认及情绪低落等症状。通常情况下，偏瘫就是指急性脑血管病，也称"脑卒中"。

引起偏瘫的常见因素可以分为两大类：一类为不可控制的因素，如老年人、男性（比女性发病早）、先天性血管畸形等；另一类为可控因素，如高血压、糖尿病、某些心脏疾病、血脂代谢障碍、高同型半胱氨酸血症、食盐过多、肥胖或体重超重，这些因素是可以治疗或改变的，如果进行合理干预，即可明显减少偏瘫的发生率。

2. 偏瘫患者有哪些常见的功能障碍？

（1）运动障碍：常见一侧肢体瘫痪、肌无力，重者瘫痪肢体完全不能自主运动；轻者肌力减退，仅表现为活动不利落。

（2）感觉障碍：失去感觉，表现为瘫痪侧肢体痛觉、温度觉、压觉减退或消失。

（3）语言障碍：可出现说话不清楚或说不出来，医学上称之为运动性失语；听不懂别人说的话，称之为感觉性失语；有些患者虽然能够说话，但不如平时清楚，称之为构音障碍。

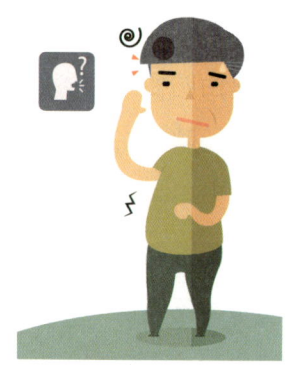

（4）情感障碍：偏瘫较重的患者在发病后6～24个月内可能出现焦虑与抑郁症，表现为心神不定、烦躁、吵闹等。有的患者爱发脾气。

（5）认知障碍：记忆力下降，反应迟钝，分析与思维能力减退，不能准确说出自己的年龄，严重者不能正确辨认家庭成员。

3. 偏瘫患者康复的意义是什么？

（1）防治并发症：如压疮、呼吸道或泌尿系统感染、下肢静脉血栓的形成、废用性骨质疏松；继发障碍的发生、发展，如关节挛缩、肌萎缩等。

（2）促进瘫痪肢体功能恢复，降低致残率。

（3）促进失语、失认的恢复。

（4）提高患者的日常生活能力。

（5）学会使用辅助用具。

（6）掌握一定的公共技能，提高社会交流能力，重返社会。

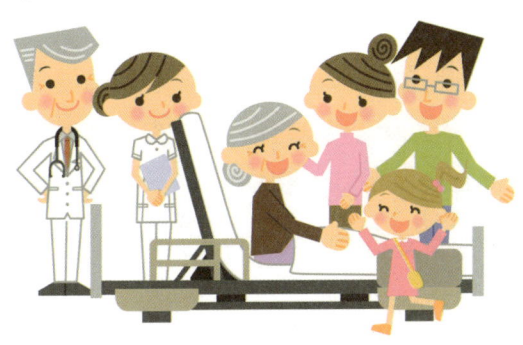

4. 偏瘫患者的早期康复内容有哪些？

（1）保持良好的肢体位置。

（2）经常变换体位。

（3）关节被动活动。

（4）床上移动训练。

（5）床上动作训练。

（6）坐位平衡训练。

(7)转移训练。

(8)防止呼吸道、尿路感染与压疮等。

5. 对偏瘫的康复有哪些常见的错误认识？

(1)过早开始肌力、行走训练，由于这种错误做法易使肢体痉挛加重，导致误用综合征。

(2)一味强调卧床静养，担心早期活动会导致病情加重或复发，由此导致肌萎缩、关节挛缩等失用综合征。

以上两种错误认识是两个极端。一旦发生脑卒中，应该尽早在神经康复科医师的指导下，制定切实可行的康复治疗方案，进行科学训练。

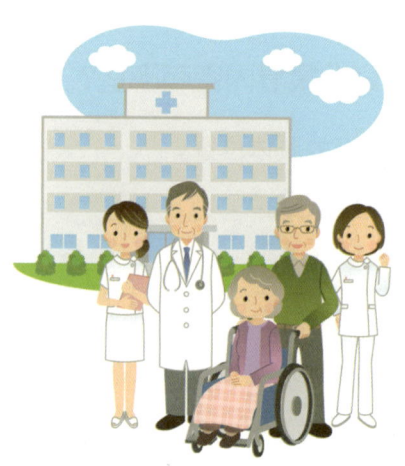

二、偏瘫患者的居家康复

1. 偏瘫患者居家康复有何意义？

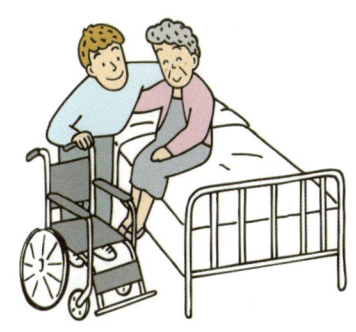

脑卒中后的康复，是一个相对漫长的过程，患者治疗出院后，家庭将承担起继续康复与护理的义务，帮助偏瘫患者提高康复主动性，掌握常用的康复训练方法，实现持续、综合的家庭康复，可使患者获得最大程度的功能恢复，提高生活质量，重返社区或社会。要达到这一目标，在某种程度上取决于家庭康复的质量。居家康复省力、省时、省钱，有利于家庭成员之间的心理沟通，有利于取得良好的康复效果。

2. 哪些偏瘫患者适合居家康复？

偏瘫患者出院回家后，病情一般比较稳定，只要有功能障碍，就应该居家开展康复治疗。居家患者在家中开展康复应该具备以下基本条件：

（1）经医师诊断，脑卒中病情稳定。

（2）经过治疗，高血压、糖尿病及心脏病等并存疾病已经控制，仅需要在家继续用药治疗。

（3）患者愿意在家康复训练。

（4）与社区卫生服务中心康复科建立了定期康复指导的关系。

3. 偏瘫患者居家康复的时间怎么掌握？

目前，我国大多数医院都开始重视康复治疗，出院时都会指导患者回家后的康复方法，家庭成员按医师指导意见做就可以了。可以每隔1~2周去医院康复科进行康复评定，接受康复指导，继续康复训练。只要功能障碍还存在，康复训练就应该一直进行下去，不受时间长短的限制。

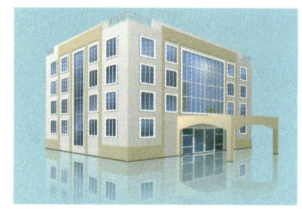

4. 为护理偏瘫患者，家庭成员应具备哪些基本知识和技能？

（1）学会与患者有效沟通：脑卒中后脑功能受损，加之病程很长，患者经受的病痛和困难太多，人格容易发生变化，如爱发脾气、爱生气、以自我为中心，甚至怀疑家里人不理解自己，对家里人的意见听不进去，造成沟通障碍。脑卒中患者发生抑郁症的概率高达50%左右。一旦发生抑郁症，患者明显缺乏主动性，对家里人的建议很淡漠，也会造成沟通障碍。如果照料者不耐烦，对患者的打击就会加大，影响沟通。因此，照料者应该耐心、细心，处处体贴患者，学会鼓励患者。

（2）学会观察偏瘫患者可能发生的问题：

①呼吸道问题：注意观察咳嗽、咳痰，饮水、进食时呛咳等异常情况。

②排尿问题：注意观察患者尿液是否混浊，有无尿急、尿频、尿痛、血尿等症状。

③排便问题：观察患者排便是否规律，有无便秘、腹泻等。

（3）学会正确理解患者的需求：部分偏瘫患者伴有言语障碍、认知障碍或情感障碍，往往不能正确表达自己的需求。这种情况下，照料者要学会理解患者，鼓励患者表达自己的意愿，也可以让患者借助手势、书写、交流板等方式表达需求。

（4）学会测量体温。

（5）学会测量血压。

（6）学会数心率和脉搏：正常人的心率和脉搏数是

一致的,一般为60~100次/分钟,数脉搏往往就代表了数心率。数脉搏的时候,除了数每分钟多少次,还应该数脉搏齐不齐。如果脉搏不齐,要记下每分钟不齐的次数。

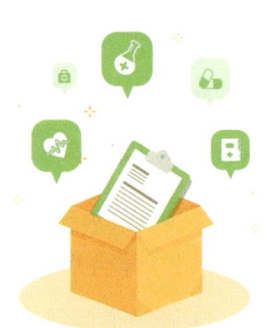

(7)妥善保存患者的病历资料:可以将各种检查报告单按时间先后次序分类粘贴;妥善保管X线、CT、MRI等影像胶片,避免受潮损坏。

(8)掌握患者还需要治疗的疾病:脑卒中患者往往并发多种其他疾病,如糖尿病、高血压、动脉粥样硬化及冠心病等,可能都需要药物治疗。上述疾病的有效控制,则有利于减少脑卒中的复发。因此,患者和亲属应掌握相关疾病的治疗知识,必要时与家庭医生联系。

5.如何识别再次发生脑卒中和正确转诊?

(1)再次发生脑卒中的早期识别:若出现以下症状,极有可能是脑卒中:

①突然出现的面部、一侧肢体或单个上下肢麻木或无力。

②突然行走困难、步态笨拙、平衡或协调困难。

③突然出现的言语表达或理解困难。

④突然或持续存在的眩晕。

⑤突然出现的单眼或双眼视觉障碍。

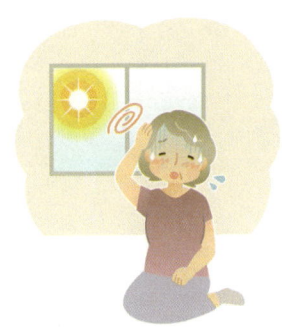

⑥突然出现的严重头痛、呕吐，突然的意识水平下降。

（2）正确转诊的注意事项：

①对发病6小时内高度怀疑脑卒中的新发病例，尽可能快速、安全地转运到距离最近的有条件治疗脑卒中的医院。

②转运过程中应密切监测患者的心跳、呼吸等生命体征，观察意识水平及神经系统体征。

③救护车上的人员应尽早通知即将到达的医院，急救系统院前应收集和记录症状发生的时间、临床表现、重要体征、院前诊断、派遣时间、给予的治疗、到达医院的时间等。

近年来，我国逐步推行"健康档案"和"家庭医生式服务"。因此，脑卒中患者的家庭应该与所在社区卫生服务中心的全科医师建立畅通的联系渠道，进行定期的、急需的联系，以取得医疗帮助。

三、偏瘫患者常用的居家康复训练

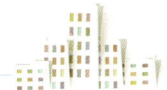

三、偏瘫患者常用的居家康复训练

1. 偏瘫患者的康复目标是什么？

（1）维持关节活动度，防止关节挛缩；

（2）抑制、减轻异常运动模式的出现和加重；

（3）诱发肢体的主动运动；

（4）强化偏瘫侧肌力；

（5）提高日常生活能力。

2. 偏瘫患者卧床时，应怎样取正确卧姿？

正确卧姿（亦称良肢位）是根据瘫痪侧肌张力低、肌肉无力或痉挛而设计的一种临时性体位，对预防肩关节半脱位、缓解肢体痉挛、预防压疮等有良好作用。每一种体位应每隔2小时调换一次。

（1）仰卧位

★ 头枕枕头，偏瘫侧肩部、臀部用枕支撑；

★ 头稍转向偏瘫侧，偏瘫侧上肢伸直、下肢伸展。

作用：

① 防止肩关节半脱位，足下垂、内翻，髋关节外旋；

② 利于护理操作、方便清洁处理大小便。

注意：易引发肢体痉挛，时间不宜过长；偏瘫侧手中不宜握物、足底不应放置任何东西；盖被子时，被子不要压在偏瘫侧足上，可用支撑架撑起。

（2）非偏瘫侧卧位

★ 躯干与床面保持垂直；

★ 躯干前枕垫高度大致与患者肩宽相同，下肢垫枕高度以保持髋关节中立位；

★ 肩关节前屈约100°，肘、腕关节伸展置于胸前枕垫上；

★ 下肢屈髋、屈膝，置于枕垫上。

作用：利于偏瘫侧肢体血循环，防治上、下肢痉挛。

注意：躯干不要向前成半俯卧位，手及足部不悬空于枕垫边缘。

（3）偏瘫侧卧位

★ 偏瘫侧卧，躯干稍后仰，背部靠在枕垫上；

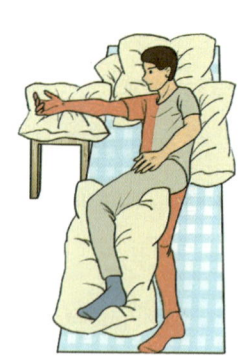

★ 偏瘫侧上肢前伸，手心向上；

★ 偏瘫侧下肢伸展，膝关节微屈；

★ 非偏瘫侧上肢自由位，下肢呈

迈步状,放在体前枕垫上。

作用:可增加偏瘫侧肢体的刺激,拉长偏瘫侧,减少痉挛。

注意:肩关节应前伸,避免窝在躯干下。

3. 偏瘫患者卧床期可以开展哪些运动训练?

随着偏瘫患者生命体征的稳定及肢体运动功能水平的提高,可适时开展床上自我训练及陪护员辅助康复功能训练,预防静脉及淋巴循环不畅、肌肉粘连、关节挛缩等并发症,也为下一步康复训练打下基础。可每日训练2~3次,每次约半小时,注意观察训练前后的生命体征变化及患者自觉疲劳程度,以患者不感到疲劳为宜。

(1)双手叉握上举

★双手十指交叉,偏瘫侧手指在上,肘伸展,上肢尽量前伸,经体前上举至头顶,往复进行。

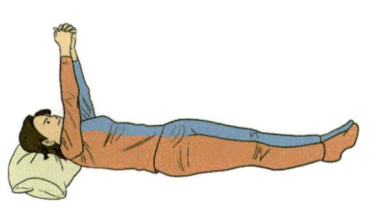

作用:维持、扩大肩关节活动范围,改善偏瘫侧上肢血循环,预防肩痛,为翻身训练做准备。

注意:肌张力低下的患者,上肢上举不宜超过前额。

（2）手握矿泉水瓶运动训练

★ 患者保持坐位或仰卧位，偏瘫侧手握矿泉水瓶，进行肩关节各个方向的主动运动。

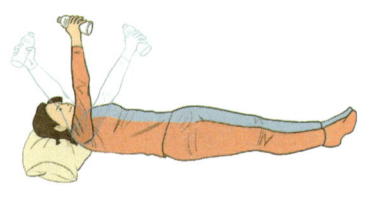

作用：扩大关节活动度、改善偏瘫侧上肢的运动功能、诱发分离运动、提高偏瘫侧上肢稳定性等。

注意：运动时注意上肢用力适中，偏瘫侧手有一定抓握功能的患者可练习此动作，尽量保持肘关节、腕关节伸展。

（3）桥式运动

★ 双下肢膝关节并拢，双上肢放于体侧；

★ 偏瘫侧全脚掌踏于床面；

★ 患者伸髋将臀抬离床面。

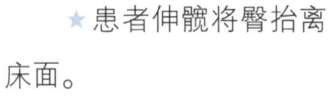

目的：防治下肢痉挛。

注意：若身体向偏瘫侧倾倒，陪护员可在臀部给予支持，协助完成。

4. 如何帮助偏瘫患者在床上翻身？

（1）向非偏瘫侧翻身

★ 非偏瘫侧手抱住偏瘫侧肘关节；

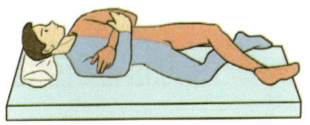

★ 非偏瘫侧下肢插入偏瘫侧腿下；

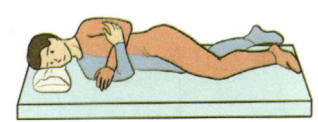

★ 躯干旋转，非偏瘫侧腿带动偏瘫侧腿。

目的：提高核心肌力及体位变换能力，为床沿坐起做准备。

注意：不要过度牵拉偏瘫侧肩关节。

（2）向偏瘫侧翻身

★ 双手十指交叉，上肢上举，双下肢屈曲；

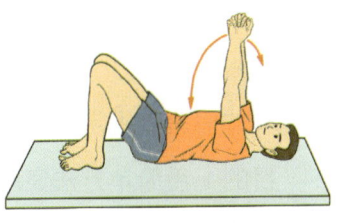

★ 上肢左右侧方摆动，非偏瘫侧腿蹬床。

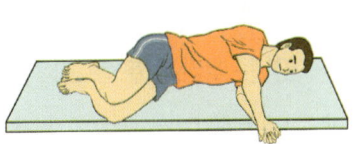

目的：体位变换，为床沿坐起做准备。

注意：陪护员可协助转动骨盆。

5. 如何帮助偏瘫患者实现床到轮椅之间的转移？

通过此训练，可使患者实现床、轮椅及坐便器之间的身体转移，扩大患者的活动范围，提高生活自理能力。

（1）从卧位到床边坐位

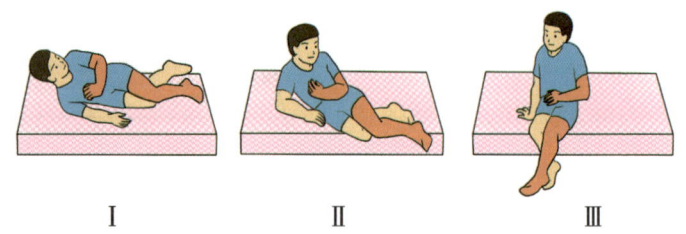

Ⅰ　　　　Ⅱ　　　　Ⅲ

★非偏瘫侧卧位，非偏瘫侧腿插入偏瘫侧腿下，将偏瘫侧腿移至床沿下，自然下垂；

★头向上抬起，带动躯干侧屈，非偏瘫侧肘关节支撑，横向身体；

★非偏瘫侧手用力撑床，小腿向下摆动至坐起。

目的：用简单方法完成卧位至坐位的转移。

注意：

①长期卧床患者应以倚靠床坐位及床上移动训练为基础，以免前几次训练发生体位性低血压而引起头晕。

②身体坐起时，防止偏瘫侧肩后坠。

③身体坐起时，偏瘫侧下肢不得抬高而离开床面。

三、偏瘫患者常用的居家康复训练

（2）从床边坐位到卧位

★ 与卧位至坐起过程相反，先使非偏瘫侧上肢支撑床，头颈、躯干依次侧屈，缓慢躺下。

（3）从床至轮椅的转移

轮椅放在偏瘫患者非瘫痪侧，患者从床上起立后用非瘫痪侧手扶轮椅扶手，以非瘫痪侧下肢为轴，身体旋转，坐到轮椅上。

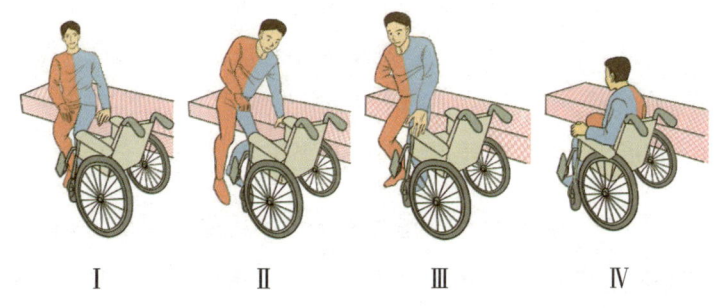

床至轮椅的转移

（4）从轮椅至床的转移

患者坐在轮椅上，非瘫痪侧靠近床边，与床成30°～45°斜角，轮椅刹车，抬起脚踏板，双足全脚掌着地，身体重心前移，非瘫痪侧手扶轮椅扶手起立，以非瘫痪侧腿为轴，身体旋转，用非瘫痪侧手支撑床面，重心前移，弯腰坐下。

目的:增强患者转移能力。

注意:起立后身体站直,再缓慢转移。

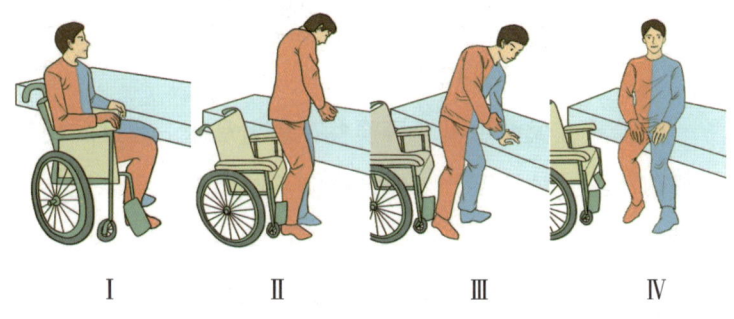

轮椅至床的转移

6. 如何训练偏瘫患者取正确坐位?

正确的坐姿有利于患者进一步训练坐位平衡、站立,也是提升穿衣、洗漱、使用轮椅等日常生活自理能力的基础。

(1)床上的正确坐姿

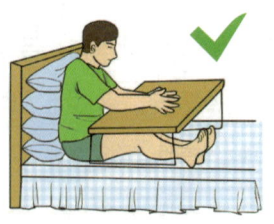 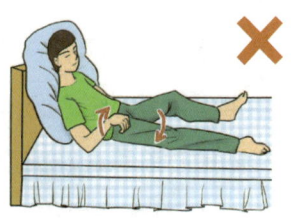

★ 为保持躯干伸展,可在背部用枕头垫好;

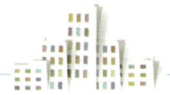

三、偏瘫患者常用的居家康复训练

★双手十指交叉,向前伸展位,自然放在桌面上。

目的:纠正异常坐姿,预防及缓解痉挛。

注意:

①矫正患者头与躯干的姿势;

②桌面不宜太矮,以将肩关节撑起为佳;

③下肢不宜外展、外旋。

(2)椅子上的正确坐姿

★双足平放于地面上;

★双手十指交叉,肘关节向前伸展,平放于桌上。

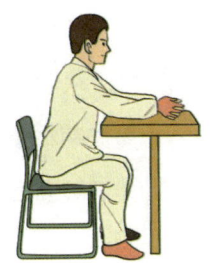

目的:纠正异常坐位姿势,预防及缓解痉挛,增强偏瘫侧下肢感觉输入。

注意:

①矫正患者头与躯干的姿势;

②桌面不宜太矮,以将肩关节撑起为佳;

③下肢避免外展、外旋;

④椅子面不宜太窄。

(3)轮椅上的正确坐姿

★躯干挺直;

★双足置于轮椅踏板上;

★ 双手十指交叉，置于体前垫子上。

目的：利于患者离开房间，变换环境。

注意：

①轮椅靠背不宜太软，可在身后放置硬板或靠垫，避免躯干屈曲；

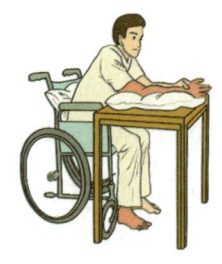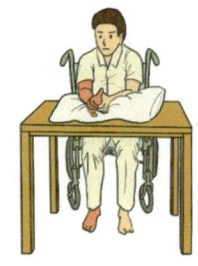

②臀部尽量坐在轮椅坐垫后方，防止身体下滑；

③下肢避免外展、外旋。

7. 偏瘫患者如何进行坐位平衡训练？

患者处于无支撑坐位时，无论静止或活动时都不能保持良好的稳定状态，其主要原因就是平衡功能障碍，需进行坐位平衡训练。

★ 患者取端坐位；

★ 非偏瘫侧手抓握偏瘫侧手腕，向非偏瘫侧旋转躯干；

★ 非偏瘫侧手抓握偏瘫侧手腕，向偏瘫侧旋转躯干；

★ 患者双手叉握，弯腰并用手触足趾。

目的：

①增强坐位平衡能力；

②增强腹肌及背肌力量及协调能力;

③增强偏瘫侧下肢负重能力。

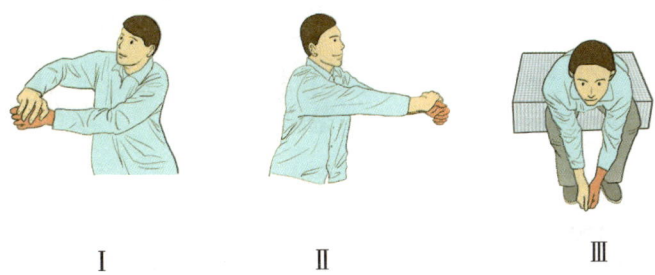

Ⅰ　　　　　Ⅱ　　　　　　　Ⅲ

注意：

①首次训练或完成不佳时,应由家属辅助及保护安全;

②训练过程中,躯干应保持直立,不得弯曲;

③训练时,双侧全脚掌平踏在地面,不得抬起。

8. 偏瘫患者如何从坐位站起来？

当偏瘫患者坐位平衡达到较好水平时,可练习从坐位到站立位的训练。

★患者取端坐位,双足置于膝关节后侧,双手十指交叉;

★上身挺直,双上肢前伸,身体前倾,头部前伸超过足尖,骨盆前倾;

★ 离开座位时,伸展髋、膝关节站立。

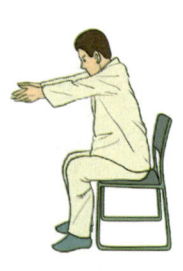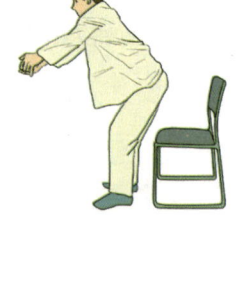

目的:

①掌握从坐至站的动作要领;

②增强偏瘫侧下肢负重能力。

注意:

①首次训练或完成不佳时,应有家属辅助及保护安全;

②动作完成过程中,患者不得低头,双足尽量均匀负重。

9. 日常生活能力包括哪些内容?

偏瘫患者日常生活能力包括:

(1)大小便自己控制的能力;

(2)独立或在他人帮助下洗脸、梳头、刷牙、剃须的能力;

(3)独立或在他人帮助下如厕的能力;

(4)独立或需辅助进食的能力;

(5)独立或需帮助完成床到轮椅转移的能力;

(6)独立或在他人帮助下行走的能力;

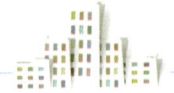

（7）独立或在他人帮助下穿脱衣服的能力；

（8）独立或在他人帮扶下上下楼梯的能力；

（9）独立或在他人帮助下洗澡的能力。

10. 进行哪些训练可以提高偏瘫患者的日常生活能力？

为了使偏瘫患者较好地完成日常基本生活动作，提高生活自理能力，需要进行以下基本能力训练：

（1）更衣训练：如穿脱衣裤及鞋袜、扣纽扣、系鞋带等，并可借助辅助器具完成更衣。

（2）进食：教会患者如何使用碗、筷、匙、杯等进食餐具，独立饮水、进食。

（3）个人卫生：教会患者洗脸、洗手、刷牙、梳头、剪指甲等。

（4）大小便：教会患者脱裤子、便后清洁及控制大小便。

（5）家务劳动：指导患者洗衣、做饭、清洁卫生、购物等。

11. 如何训练偏瘫患者穿脱衣、裤、鞋？

原则上先穿瘫痪侧肢体，后穿非瘫痪侧肢体；先脱非瘫痪侧肢体，后脱瘫痪侧肢体。对衣裤可进行改制：上衣选宽松、前面开襟的，扣子改用尼龙搭扣或拉链；裤子腰部用松紧带，开裆可用尼龙搭扣。

（1）穿脱前开襟上衣

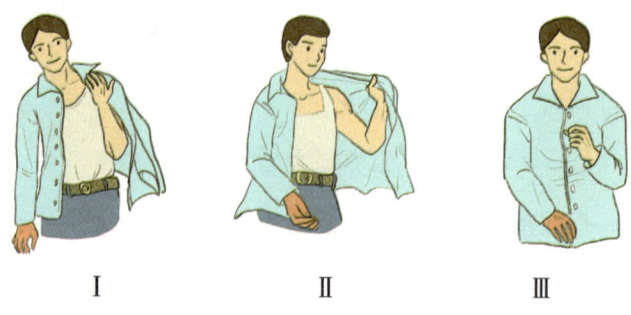

穿脱前开襟上衣训练

衣服横放于双膝上，衣袖垂于双膝之间，使偏瘫侧手容易穿入，然后将衣袖沿手臂上拉到肩。肘关节伸展，肩部前伸。患者非瘫痪手从身后绕过去抓住衣服，拉向非瘫痪侧，直到非瘫痪臂能穿入另一衣袖。脱衣服时先脱非瘫痪侧。脱上衣时，顺序相反。

目的：提高日常生活自理能力。

注意：穿脱上衣时，注意保护偏瘫侧上肢，避免过度牵拉。

（2）穿脱套头衫

在双膝上整理衣服，领子在远端，颈部的标签在上方，偏瘫侧手臂伸进衣袖里，非瘫痪手将袖子拉到肩，然后非瘫痪臂穿入另一袖子。抓住套头衫的背面套过自己的头，同时身体前倾使患者手臂保持伸直。

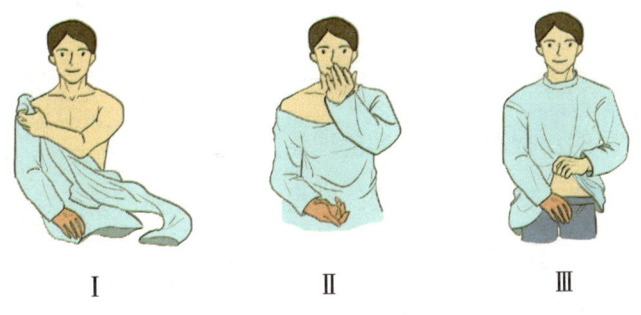

穿脱套头衫训练

目的：提高日常生活自理能力。

注意：穿脱上衣时，注意保护偏瘫侧上肢，避免过度牵拉。

（3）穿脱裤子

瘫痪侧腿交叉放在非瘫痪腿上，用非瘫痪手将裤腿穿进瘫痪腿，瘫痪侧足平放于地上，瘫痪侧手放于膝部，用非瘫痪手将裤子穿进非瘫痪腿，双膝负重站立，并将裤腰拉至腰部整理衣襟,系上扣子。脱法与穿时相反。

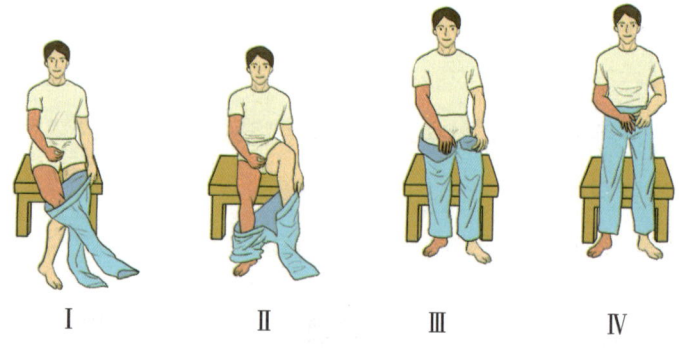

穿脱裤子训练

目的:提高日常生活自理能力。

注意:裤子宜选宽松、有松紧带腰带的,易于穿脱。

(4)穿脱鞋

先给非偏瘫侧脚穿上鞋,再将偏瘫侧脚放于非偏瘫侧膝盖上,最后用非偏瘫侧手穿上偏瘫侧脚的鞋。

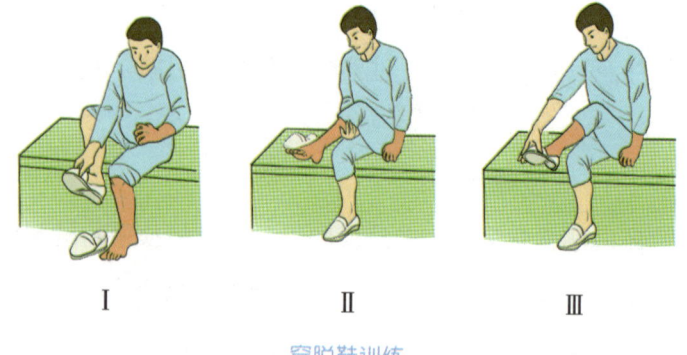

穿脱鞋训练

目的：提高日常生活自理能力。

注意：鞋宜选择易穿脱、不需系鞋带的。

12. 如何训练偏瘫患者进食？

早期进食要特别注意瘫痪侧上肢的位置，上肢应伸直平放于餐桌上，掌心向下；用非偏瘫侧手进食。为便于抓握餐具，可用毛巾缠绕餐具手柄起到加粗作用。可在餐具下加防滑垫或在轮椅板上做固定餐具的凹槽。单手用勺进食时，可在碟子上加一碟挡，防止食物被推出碟外。

13. 如何训练偏瘫患者喝水？

患者伴有摄食—吞咽障碍时，给其喝水很容易发生呛咳；反复呛咳往往会引起肺部感染。这时，可采取上身后倾倚靠位，颈部前倾，头歪向非偏瘫侧姿势喝水，此种体位可防止误咽而发生窒息危险。随着患者摄食—吞咽功能的改善，可逐步抬高倾斜的角度。

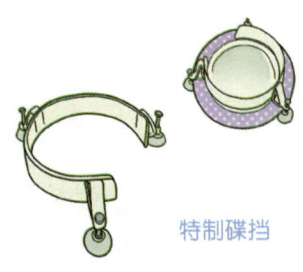

特制碟挡

14. 如何帮助偏瘫患者进行梳洗训练？

偏瘫患者可用非瘫痪侧手进行洗脸梳头，如拧手巾可将毛巾绕在水龙头上拧干。

洗澡可利用带长柄的海绵刷擦后背，洗手可用背面带有吸盘的刷子固定于洗手池旁，将手在刷子上来回刷洗，将非瘫痪侧手洗净。

手指的清洁可用固定在桌上的指甲剪。

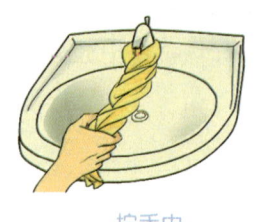
拧手巾

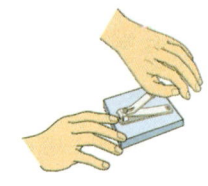
固定式指甲剪

15. 如何帮助偏瘫患者如厕？

需要帮助患者掌握从轮椅到便器的转移动作以及从便器起立的方法；对厕所进行改造：墙壁上根据需要安装扶手，更换坐便器，选择较高的坐便器有利于患者起、坐，

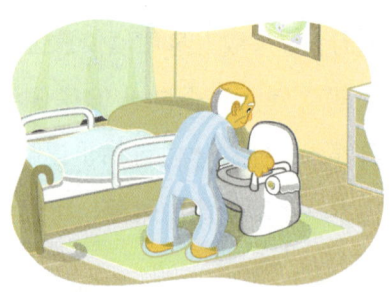

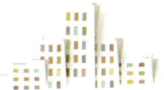

也可以在蹲坑式便器上放置合适的坐厕架或在床边放置坐厕椅。

16. 如何帮助偏瘫患者从事家务活动？

需教会患者用单手活动技巧来完成家务活动，包括洗衣、做饭、清洁卫生等，教会患者如何用替代的方法对特殊缺陷进行代偿。将水龙头和煤气灶的开关更换为简单操作式，炒锅安置固定金属架，便于单手操作。切菜板上安置不锈钢钉以固定菜或食物，便于单手切割。还可配备多功能食品搅拌器等合适的电动器具，帮助偏瘫患者完成家务活动。

17. 偏瘫患者如何进行站立位平衡及重心转移训练？

若患者可顺利完成坐位到站立位的转换，以及在无扶持状态下完成静态站立，则可向行走训练过渡。

（1）站立位重心左右移动平衡训练

★ 患者下肢左右分开站立，保持身体直立，双足间距离大概与肩同宽；

★ 患者上肢自然垂于躯干两侧，身体重心小幅度、慢速向左右侧移动。

目的：

①提高下肢负重水平；

②增强身体重心转移能力。

注意：

①首次训练或完成不佳时，家属应于侧方保护安全；

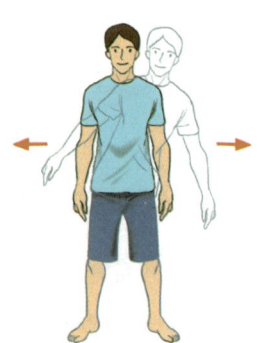

②如膝关节不能伸展或出现足内翻，可佩带矫形器；

③重心移动至患侧下肢时，注意避免出现膝过伸。

（2）站立位重心前后移动平衡训练

★患者下肢前后叉开站立，距离约50厘米；

★患者上肢自然垂于躯干两侧，身体重心小幅度、慢速向前后方交替移动，一侧下肢支撑全身体重。

目的：

①提高下肢负重水平；

②增强身体重心转移能力。

注意：

①首次训练或完成不佳时，家属应于侧方保护安全；

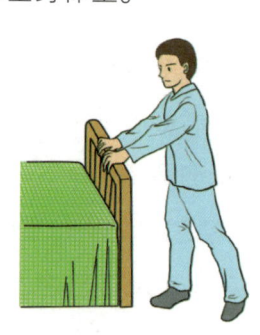

②如膝关节不能伸展或出现足内翻，可佩戴矫形器；

③重心移动至患侧下肢时，注意避免出现膝过伸。

18. 如何训练偏瘫患者控制偏瘫下肢？

（1）患者取仰卧位，偏瘫侧腿下放置一个篮球，让患者控制偏瘫侧下肢的稳定，使腿不掉下。此动作可练习患者对偏瘫侧下肢的控制能力，以及提高偏瘫侧下肢的稳定性。

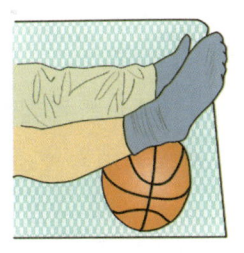

（2）患者保持坐位，偏瘫侧足踩住一个直径75～76厘米的标准篮球，动作由静态到动态，逐步增加难度，先保持静止，保证偏瘫侧足可控制住篮球，使足不掉下；足与球的着力点由足跟逐步移向足尖，使足保持背屈。

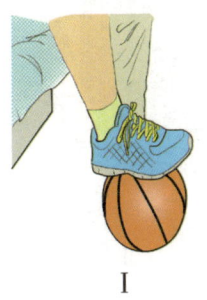 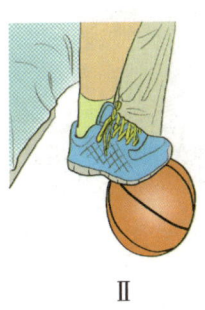

Ⅰ　　　　　　　　Ⅱ

（3）患者起始位置为立位，足正前方放置一个板凳或木箱，患者将非偏瘫侧足放到木箱上，用偏瘫侧下肢负重。此动作可训练患者的立位平衡能力及偏瘫侧负重能力。

训练时注意保护好患者的安全。此动作适合立位平衡达到一定水平的患者练习。

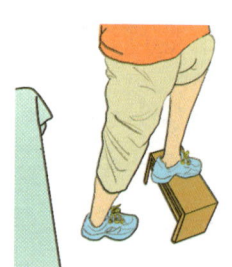

（4）患者起始位置为立位，将一根弹力绳一端绑缚在家中固定性好的设施上（如暖气片、桌腿等），另一端套在偏瘫侧踝关节，患者进行各个方向的运动。此运动可训练患者的下肢运动功能，适合偏瘫侧下肢肌张力趋于正常的患者练习。运动时注意固定物和弹力绳要结实稳定，不能用力过猛，以免发生危险。

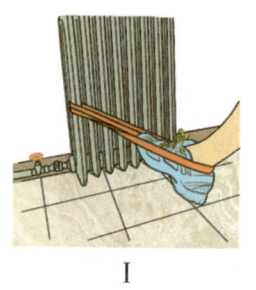
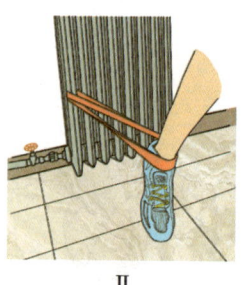

Ⅰ　　　　　　　　Ⅱ

19. 如何训练偏瘫患者行走？

如患者站立位可顺利完成重心向前后、左右转移，且偏瘫侧腿有一定的负重能力，便可进行步行训练。

（1）步行前的准备训练

★ 患者扶持站立位，非偏瘫侧腿负重，膝关节微屈，偏瘫侧腿前后摆动。

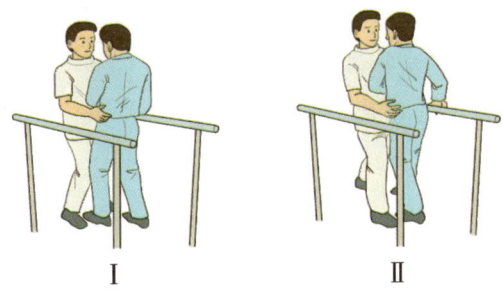

Ⅰ　　　　　　　Ⅱ

目的：增强偏瘫侧下肢负重及迈步能力。

注意：偏瘫侧下肢负重时，避免出现膝过伸；足下垂内翻者，可佩戴踝足矫形器。

（2）扶持步行训练

★ 患者两手扶助行器；也可非偏瘫侧手扶床头、桌子等；或由家属于偏瘫侧扶持站立；

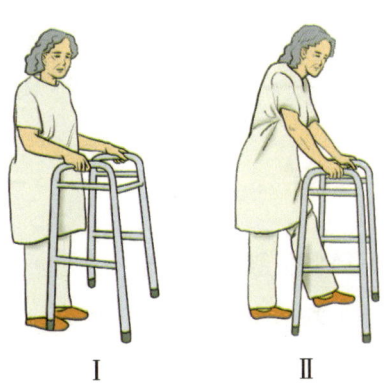

Ⅰ　　　　　　Ⅱ

★ 迈步顺序是先迈偏瘫侧腿，后迈非偏瘫侧腿。

目的：增强步行能力。

注意：强调每一步基本动作，避免行走速度过快。

（3）持杖步行训练

持手杖三点步行：稳定性最强。

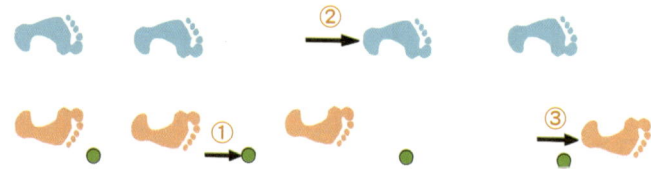

★ 非偏瘫侧手持杖，先伸出手杖；

★ 偏瘫侧下肢迈出，最后迈出非偏瘫侧下肢。

目的：辅助、提高步行能力。

注意：强调步行基本动作，切忌赶速度。

持手杖两点步行：步行速度最快。

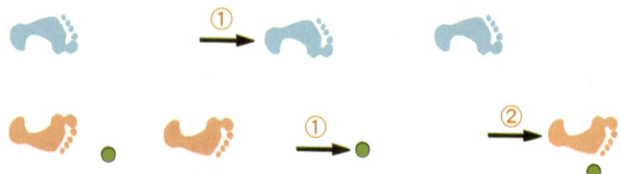

★ 手杖和偏瘫侧下肢同时迈出；

★ 非偏瘫侧下肢迈出。

目的：辅助、提高步行能力。

注意：强调步行基本动作，切忌赶速度。

20. 如何训练偏瘫患者上下楼梯？

（1）上楼梯

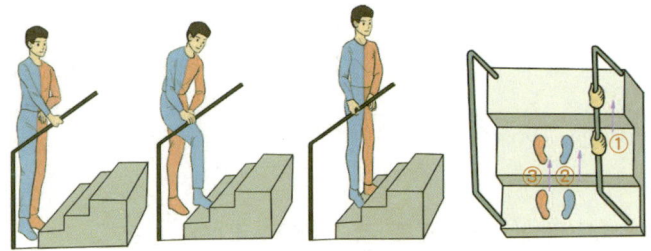

★ 非偏瘫侧手握住楼梯扶手；

★ 用非偏瘫侧足上第一级台阶；

★ 随后用偏瘫侧足踏上台阶。

目的：提高日常生活自理能力。

注意：上楼梯时，注意偏瘫侧下肢充分负重，避免用力上提骨盆。

（2）下楼梯

★ 非偏瘫侧手握住楼梯扶手；

★ 偏瘫侧足先下一级台阶；

★ 随后用非偏瘫侧足下另一级台阶。

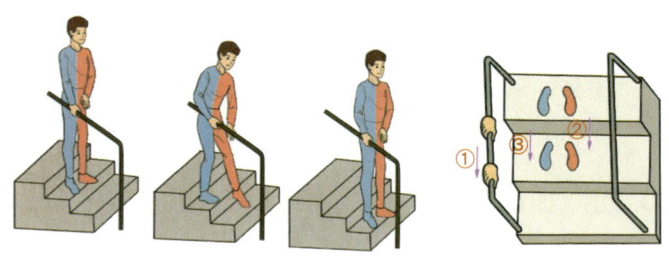

目的：提高日常生活自理能力。

注意：下楼梯时，注意偏瘫侧下肢充分负重，避免膝过伸。

21. 如何训练偏瘫患者上肢及手的功能？

偏瘫患者上肢及手功能的训练，可增强上肢的稳定性、肌力，手的抓握能力，甚至精细动作的完成。

（1）患者保持坐位，前方放置一适宜高度的桌子，桌上放置一个装满水的可乐塑料瓶。让患者双手交叉（偏瘫侧拇指在上方），将上肢放于塑料瓶上来回滚动。此运动可达到扩大偏瘫侧肩关节的关节活动度、降低偏瘫侧上肢肌张力等目的。运动时注意上身位置，避免身体向一侧倾斜。

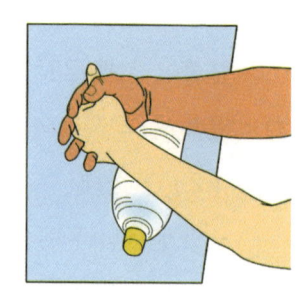

三、偏瘫患者常用的居家康复训练

（2）患者保持坐位，前方放置一适宜高度的桌子，桌上放置一条方巾，偏瘫侧手放在方巾上，向左右两方向平移，做擦桌子的动作。此动作可练习肩关节的内收和外展、肘关节的屈伸等动作。运动时注意腕关节和手要保持伸展。

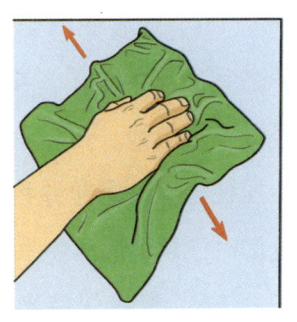

（3）患者保持坐位，前方放置一适宜高度的桌子，桌上放置一本书或杂志，患者用偏瘫侧手翻阅书或杂志，可以增加训练的趣味性，让患者边阅读边训练。书籍的选择，纸张薄厚要适中。

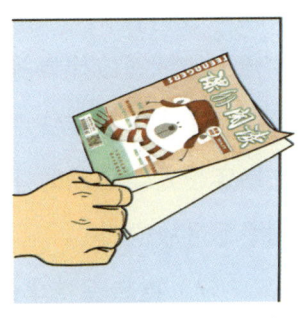

（4）患者保持坐位，前方放置一适宜高度的桌子，桌上放置一个易拉罐。让患者用偏瘫侧手握住罐子，拿起并移到指定位置。运动时注意让患者偏瘫侧手尽量放松。

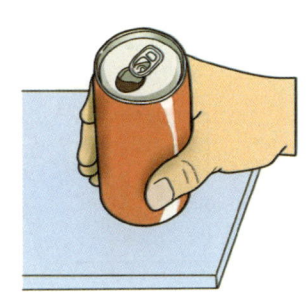

（5）患者保持坐位，前方放置一适宜高度的桌子，桌上放置一个5号或7号电池。让患者用偏瘫侧手指腹捏住电池，拿起并移到指定位置。运动时注意让偏瘫侧手尽量放松。

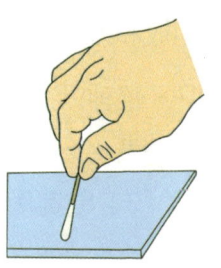

（6）患者保持坐位，前方放置一适宜高度的桌子，桌上放置多根小木棒（如牙签或棉棒等）。让患者用偏瘫侧手尖指腹捏住木棒，捏起并移到指定位置。运动时注意让患者偏瘫侧手尽量放松。

（7）患者保持坐位，前方放置一高度适宜的桌子，桌上放置多颗黄豆或红小豆。让患者用偏瘫侧手尖指腹捏住小豆，捏起并移到指定位置。运动时注意让患者偏瘫侧手尽量放松。

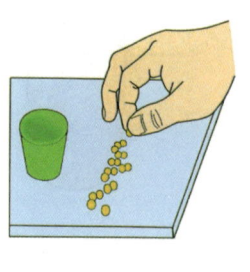

Ⅰ

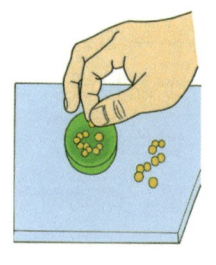

Ⅱ

四、家庭环境的改造与布置

四、家庭环境的改造与布置

环境改造包括物质环境改造和社会环境改造。物质环境改造指对家庭和工作场所中不适合患者需要的建筑结构和家具布局、设置等进行改造,如调整坐便器的高度,为轮椅使用者加宽门,在厕所中安装扶手等。社会环境改造是指教会患者如何操控轮椅以及与非障碍人士往来接触的方法。

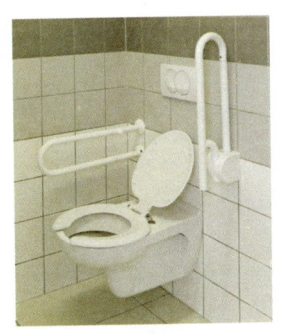

对家庭环境和布置有一些具体建议。

1.怎样布置床铺?

如果是卧床的患者,正确布置床铺很重要。正确布置床铺的基本要求是:

①在硬板床上放一软垫,如果患者自己不能主动翻身,最好用充气垫;床单经常保持平整无屑。这样,可以减少或者避免压疮的发生。

②床铺两侧最好有护栏,防止坠床。

③床铺的高度最好与轮椅的坐高相当,以便患者完成床与轮椅之间的移动。

2.怎样放置家庭常用物品?

如果患者可以离床活动,坐轮椅或扶拐行走,对房间布置要求较高:

①家具简单、布置整洁。

②房间大小适中,留有一定空间利于患者活动;地面干燥无水迹。

③房间窗户高度比常规偏低,以不影响患者观看窗外景物的视线为宜。

3.怎样才能达到家庭环境无障碍?

患者坐轮椅或扶拐行走很不方便,如果室内有台阶、地垫,通道狭窄,就会给患者的移动造成障碍。

为了有利于患者在室内活动,应该取消门槛、地垫,卫生间、厨房、卧室的门宽至少为85厘米,利于轮椅通过。

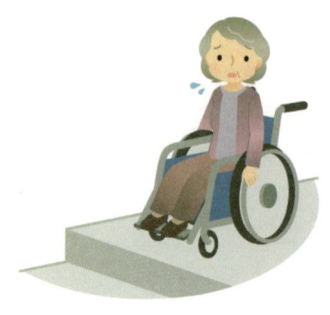

五、辅助器具的配制与使用训练

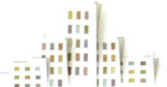

五、辅助器具的配制与使用训练

辅助器具的主要目的是通过各种相应的方法来补助和代偿患者已丧失的功能。这里的辅助器具是指提供给有功能障碍的患者使用的简单生活辅具,可辅助患者独立或部分独立完成相关活动。前面在日常生活自理能力训练中已经采用了一些辅助器具,这里再介绍几种常用辅助器具的种类及功能。

1. 有哪些常用的进食自助器?

弹性筷子,适用于手指屈肌肌力存在而伸展困难的患者。吸附胶垫,适用于仅能单手进食者。加粗的勺、叉,有利于抓握。

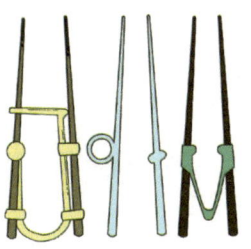
弹性筷子

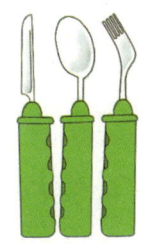
手柄加粗的勺、叉

2. 有哪些常用的梳洗自助器?

带吸盘的刷子,刷子背面固定两个橡皮吸盘,可固定于洗手池旁,手指可在刷上来回刷洗。

固定式指甲刀，下面有吸盘，可固定于桌面，适用于一手功能有障碍的患者。

长柄梳，适用于肩上举不能、肘屈曲障碍者。改良浴巾，适用于上肢功能障碍者。

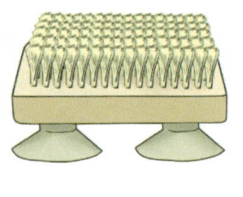
带吸盘的刷子

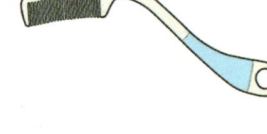
长柄梳

3. 有哪些常用的更衣自助器？

穿衣棒，棒的末端有L形钩，可用于拉上或推下衣服。穿袜自助具，半圆的长套筒器具，带有长的系带，可用于单手穿袜。

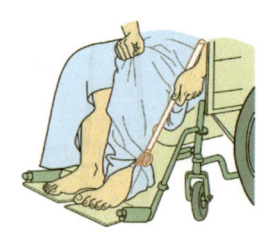

4. 有哪些常用的家务活动自助器？

特制切菜板：带有竖直向上的钉子，用于固定蔬菜，边缘装有直角挡板，防止蔬菜滑出。

开瓶器：将一"V"形条固定于板上，单手将瓶子或罐头的盖子卡入"V"形口内并加以旋转,即可打开瓶盖。

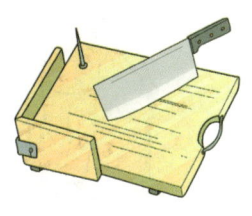

特制切菜板

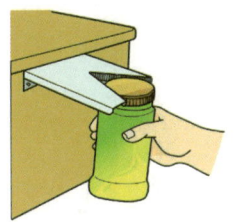

开瓶器

5. 有哪些常用的行走辅助器具?

(1)助行器:为了恢复和锻炼步行能力,患者可选择使用推车式助行器、框架式助行器。

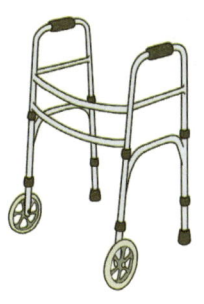

推车式助行器

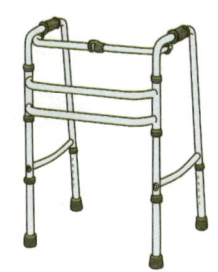

框架式助行器

(2)手杖:为了提高步行的稳定性,可根据患者的步行能力选用四脚手杖、三脚手杖、T型手杖。

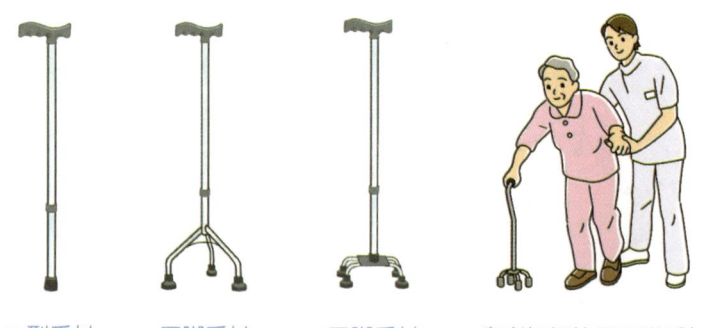

T型手杖　　三脚手杖　　四脚手杖　　患者如何使用四脚手杖

（3）踝足矫形器：偏瘫患者如有严重的足下垂内翻而影响行走，则可穿戴踝足矫形器。

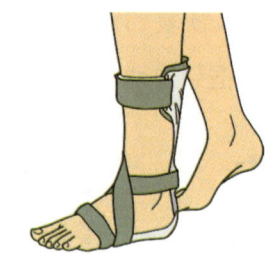